Franz Hübner

Abschied nehmen

Bilder und Worte des Trostes

MAGDALENEN

Es gibt Phasen im Leben,
da nutzt es nichts weiterzurennen.
Da gilt es, der Trauer
mit Wahrhaftigkeit zu begegnen.
Es gibt Momente im Leben,
in denen keine Worte und keine Ablenkungen
den Schmerz über den Verlust
des geliebten Menschen
zu lindern vermögen.
Es gehört Mut dazu,
in solch einem Moment standzuhalten.
Ich wünsche Dir diese Kraft, diesen Mut
und die Bereitschaft,
zur rechten Zeit Trost anzunehmen.

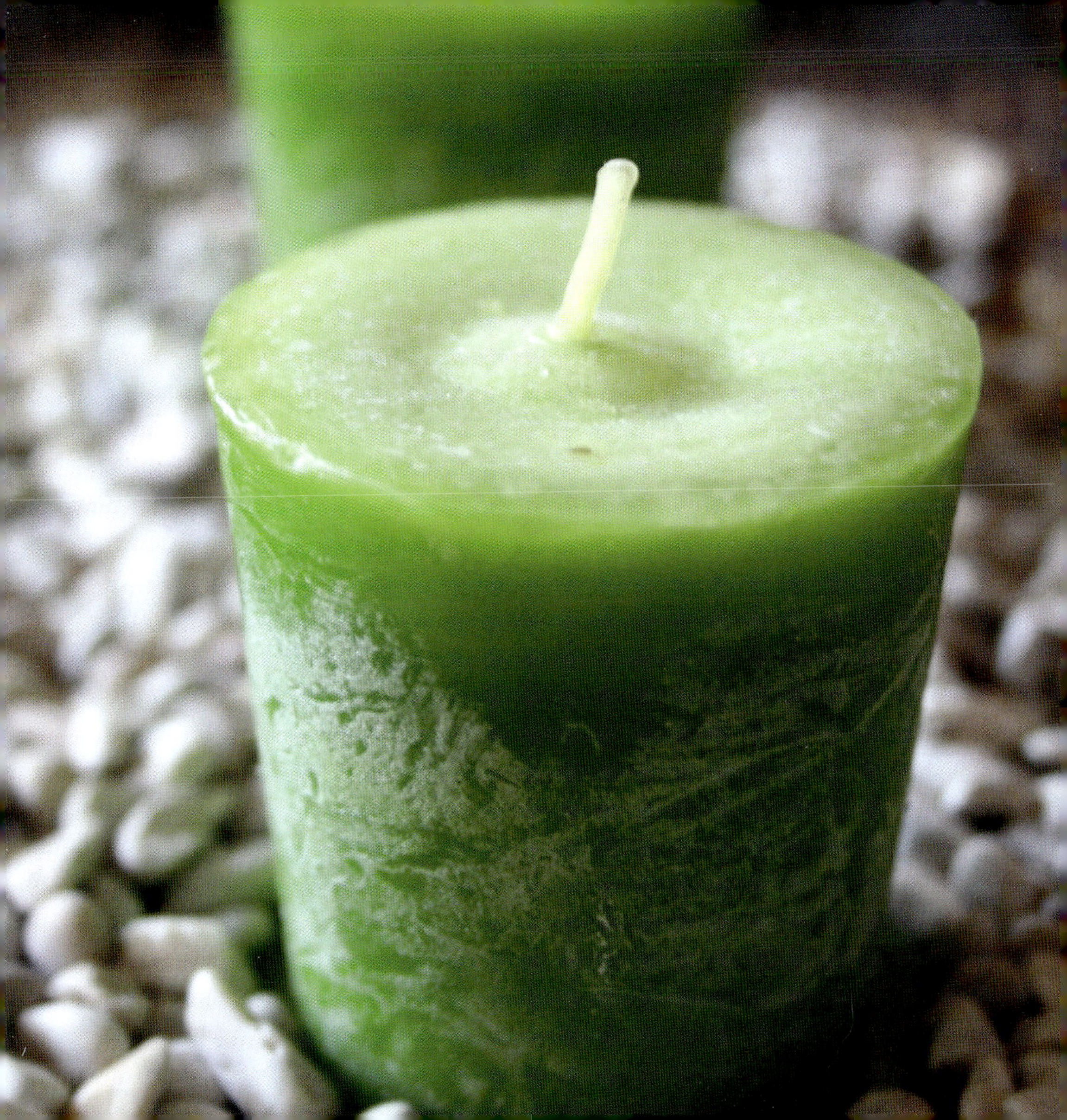

Nicht die Entfernung ist es,
die uns voneinander trennt,
sondern die Zweifel,
ob unsere Wege uns
wieder zusammenführen mögen.
Vielleicht habe ich für einen Moment vergessen,
dass nichts wirklich verloren geht,
dass kein Weg in diesem Universum
wirklich endet.

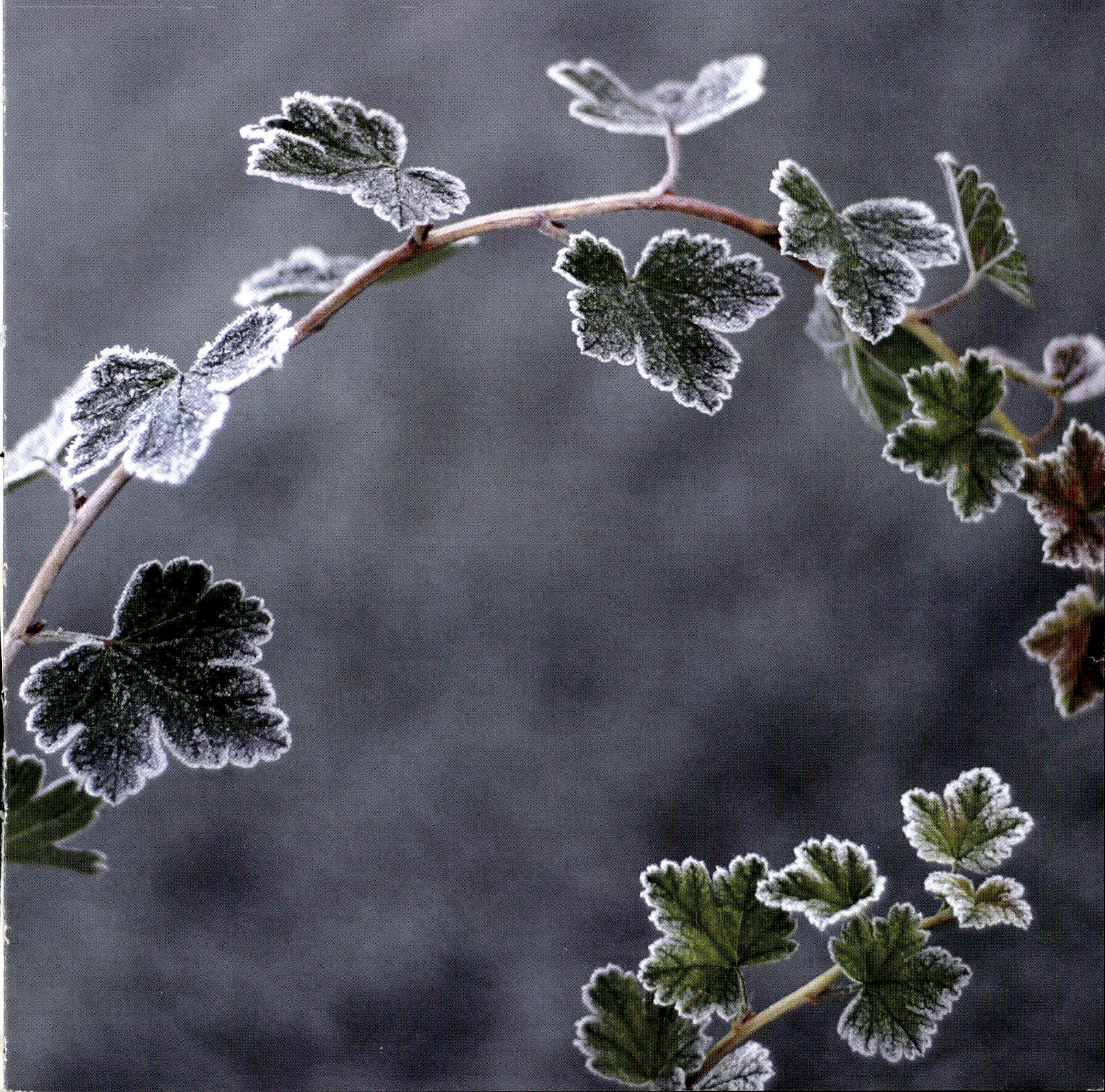

Das Schönste,
was ein Mensch hinterlässt,
ist das dankbare Lächeln derer,
die an ihn denken.

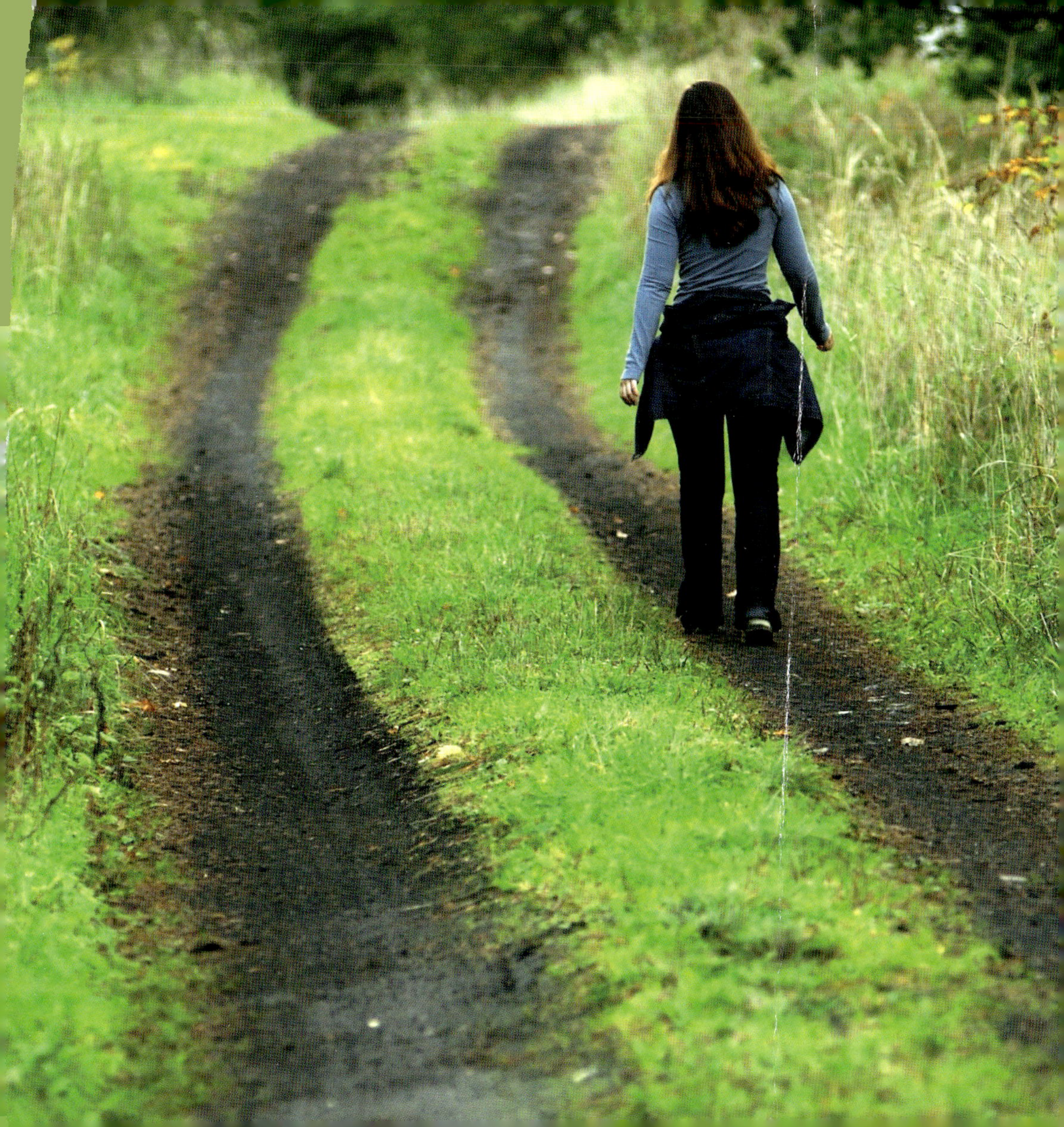

Die Hoffnung,
dass wir uns einst wiedersehen
– in strahlendem hellen Licht –
gibt mir die Kraft,
Dich für eine irdische Weile
loszulassen.

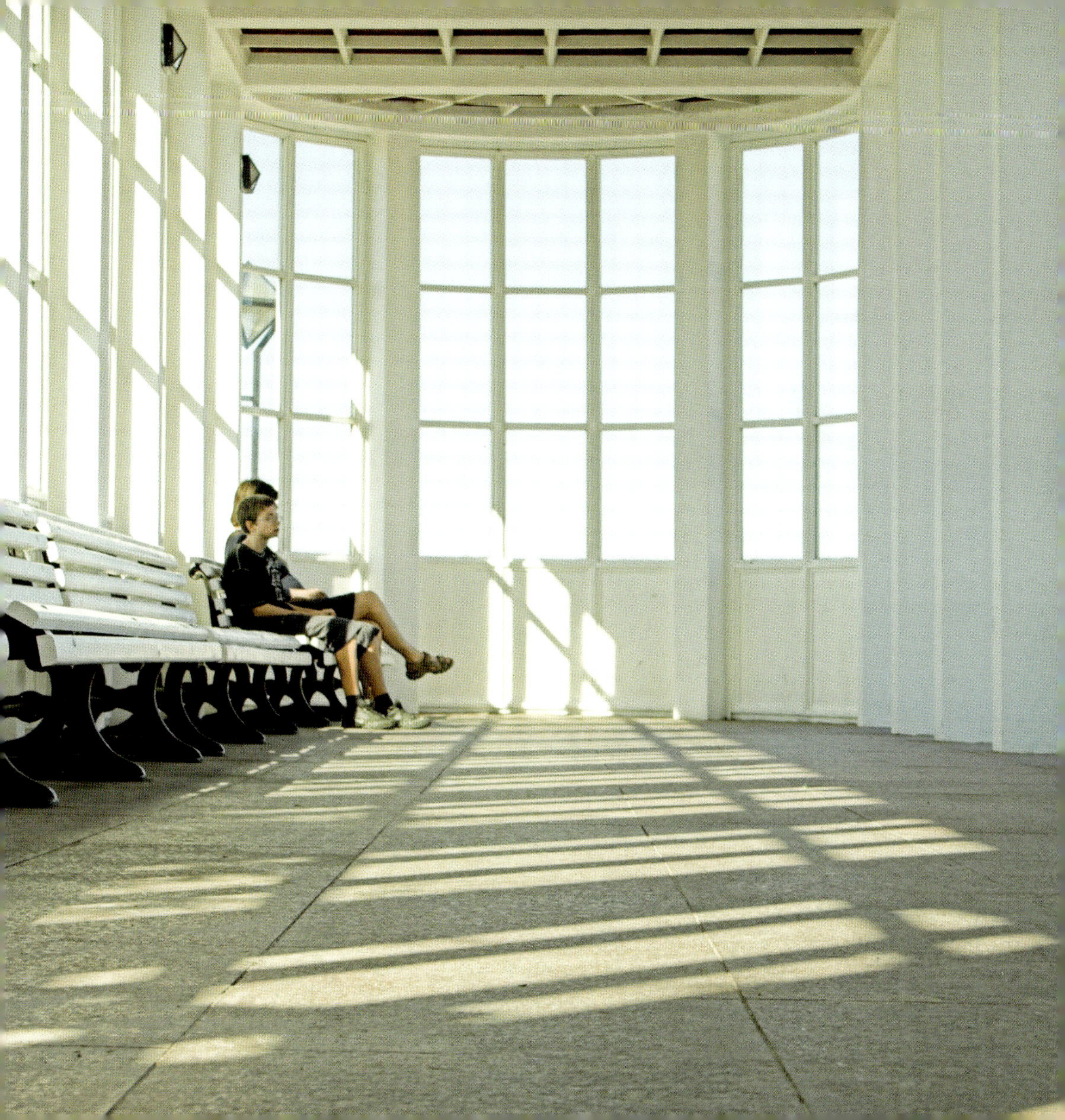

Die Gesten der Freundschaft,
die Worte des Friedens,
die Gefühle der Liebe ...
Sind dies nicht die wahren Spuren,
die ein Mensch auf dieser Erde hinterlässt?

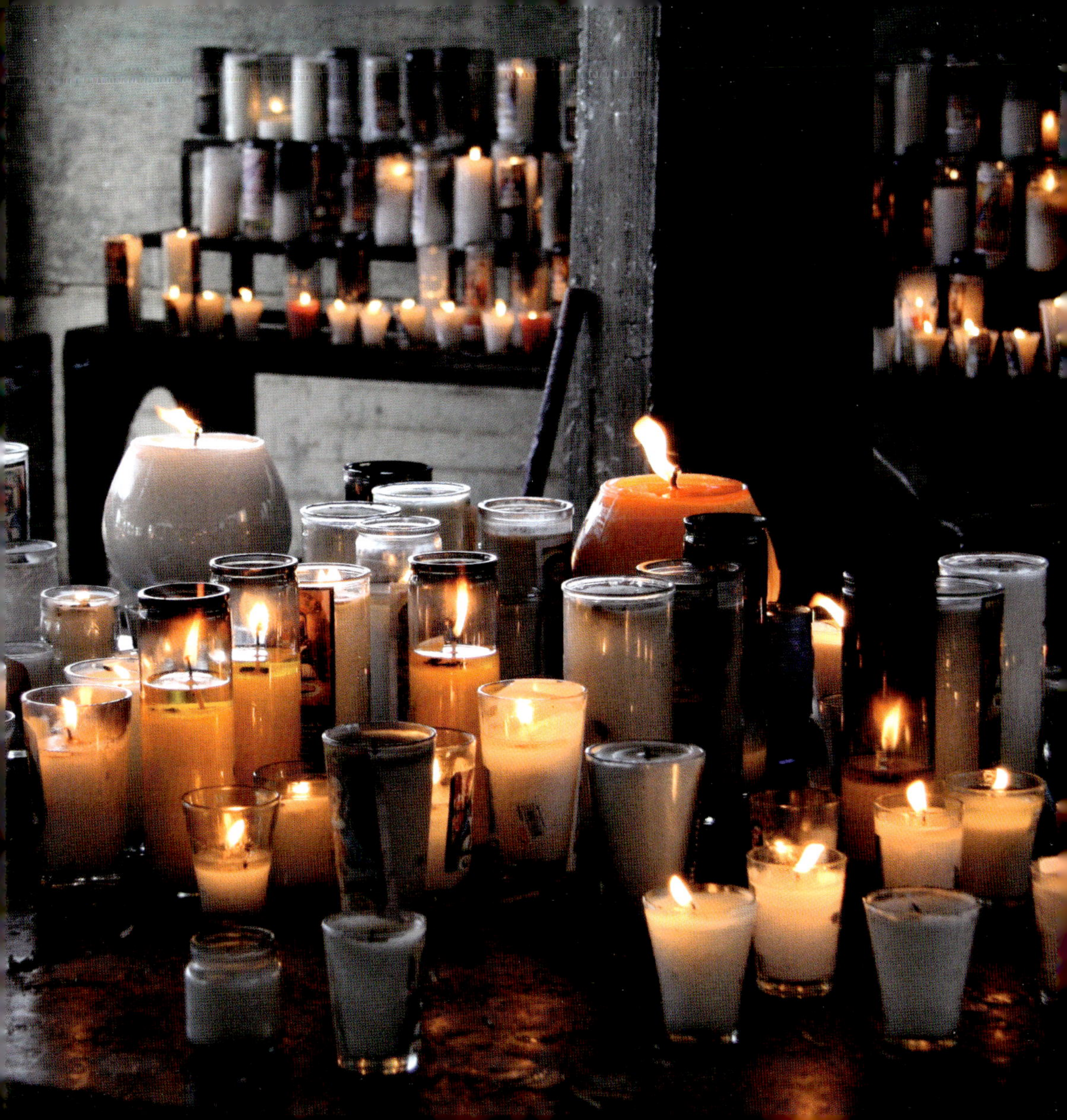

Vielleicht ist jedes Sterben auch ein Hinweis
für die Hinterbliebenen …
Ein Hinweis, das Geschenk des Lebens
jeden Tag aufs Neue
dankbar anzunehmen.

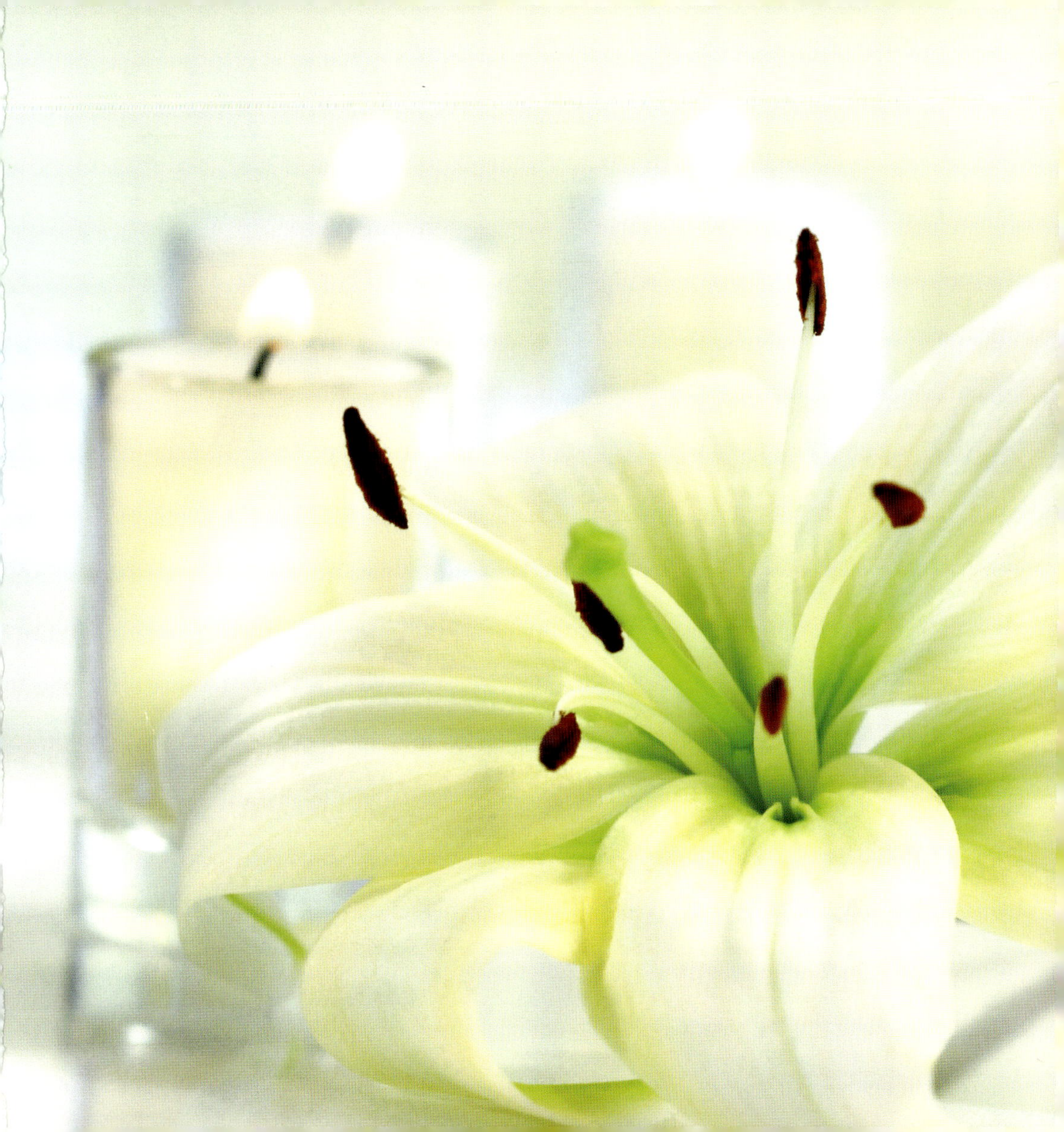

Es gibt diese Geschichte von dem jungen Soldaten,
der sich, am Vorabend seiner Einberufung in den
Krieg, unsterblich in eine wunderschöne junge Frau
verliebte und am darauffolgenden Morgen in den Krieg
zog und nie wiederkam.
Jetzt, im Nachhinein, erinnere ich mich an so viele
wunderschöne Abende mit Dir, an so viele Augenblicke
voller Freude, voller innigem Vertrauen,
voller Freundschaft, voller Liebe …

Jetzt, im Nachhinein, bin ich dankbar dafür,
dass wir mehr gemeinsame Zeit hatten als dieser
junge Soldat und seine Frau.
Jetzt, im Nachhinein, bin ich dankbar
für die vielen Tage, Abende, Augenblicke,
die ich an Deiner Seite sein durfte.
Jetzt, im Nachhinein, bin ich dankbar dafür,
dass Du nicht in den Krieg gezogen bist,
dass Du den Weg in den ewigen Frieden gegangen bist.

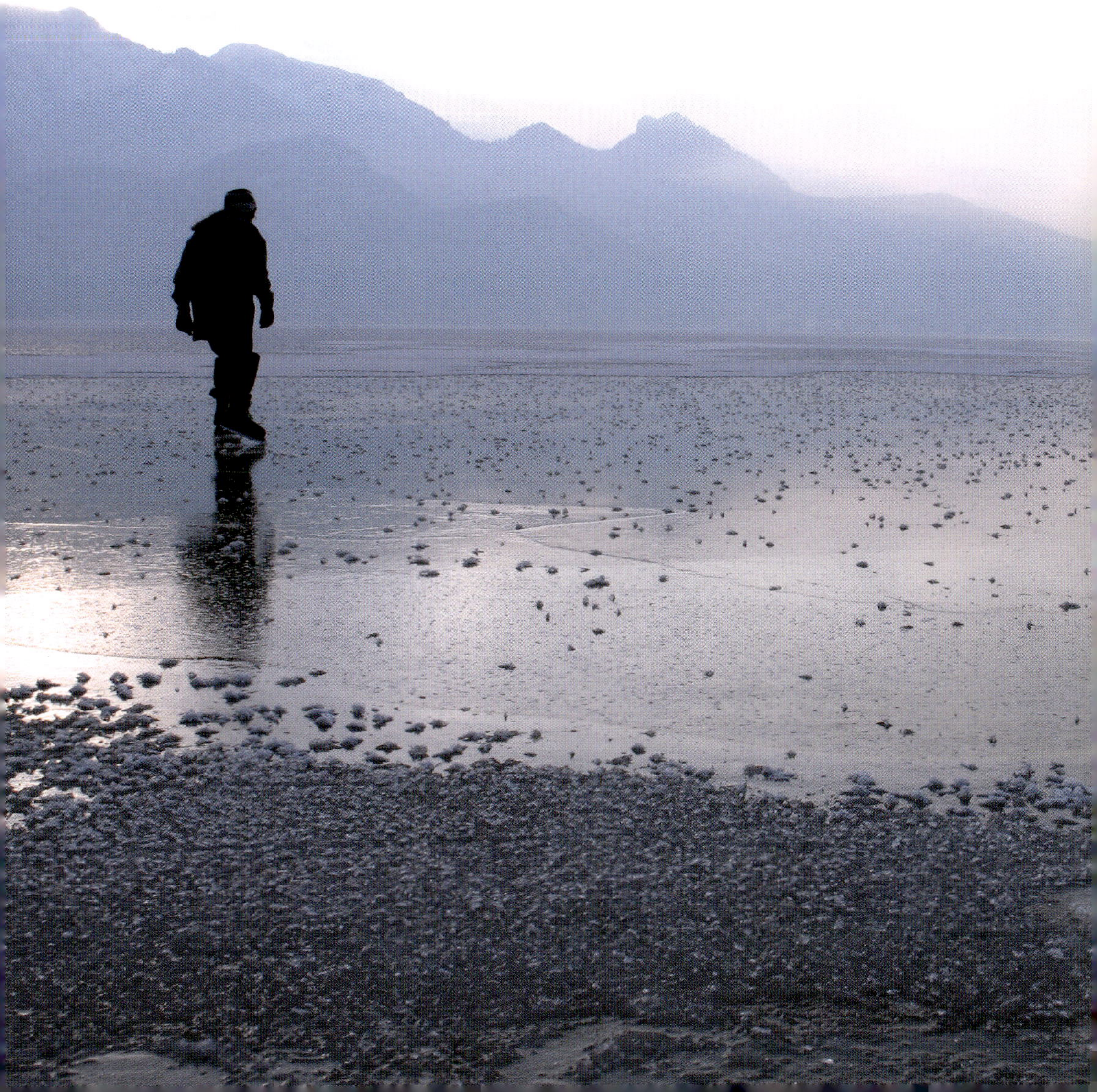

Menschen,
die zu früh von uns gingen,
sind vielleicht eine Art Engel,
die uns nur ein Geschenk
vorbeibringen wollten:
ihr Geschenk der Freude,
der Liebe und der Bitte,
das Beste aus jedem künftigen Tag
zu machen.

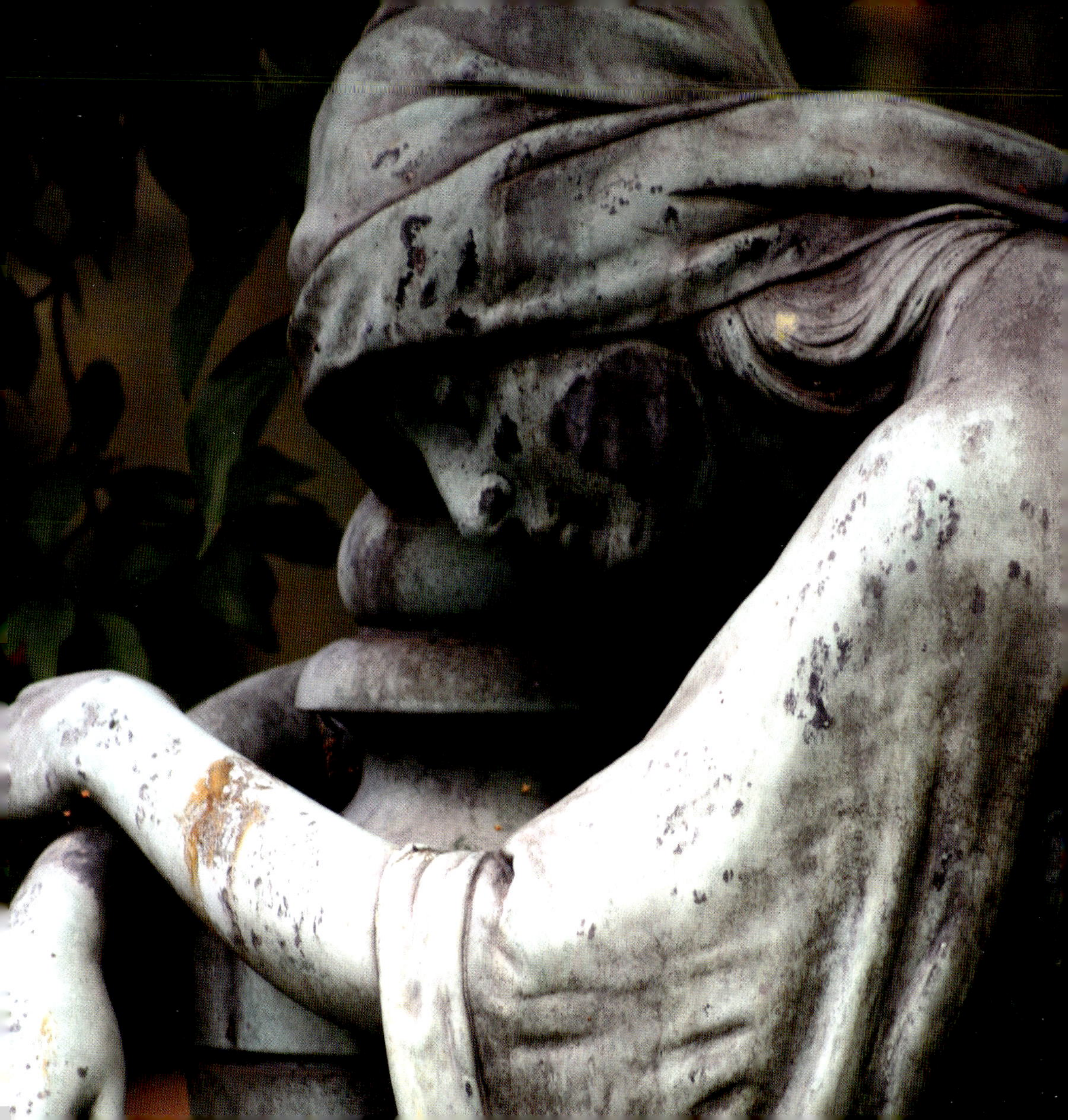

Irgendwann tritt jede Seele wieder den Weg
zur Heimreise an,
den Weg zurück zu der „Quelle“.
In diesen Momenten des Abschiednehmens
ist es mir so,
als würde mir bewusst,
wie sehr es schmerzt, von dieser Ur-Liebe
entfernt zu sein und zurückbleiben zu müssen.

Vielleicht finde ich durch Gebet und Meditation
wieder zurück zu dem Vertrauen, dass ich nicht
wirklich getrennt bin von dieser Quelle allen Seins,
sondern, dass ich sie in mir, in meinem Innern,
selbst entdecken kann …
Und ich beginne zu verstehen, dass alles
nur ein ewiger Kreislauf ist, ein ewiges Suchen
nach Geborgenheit, Liebe und Frieden …

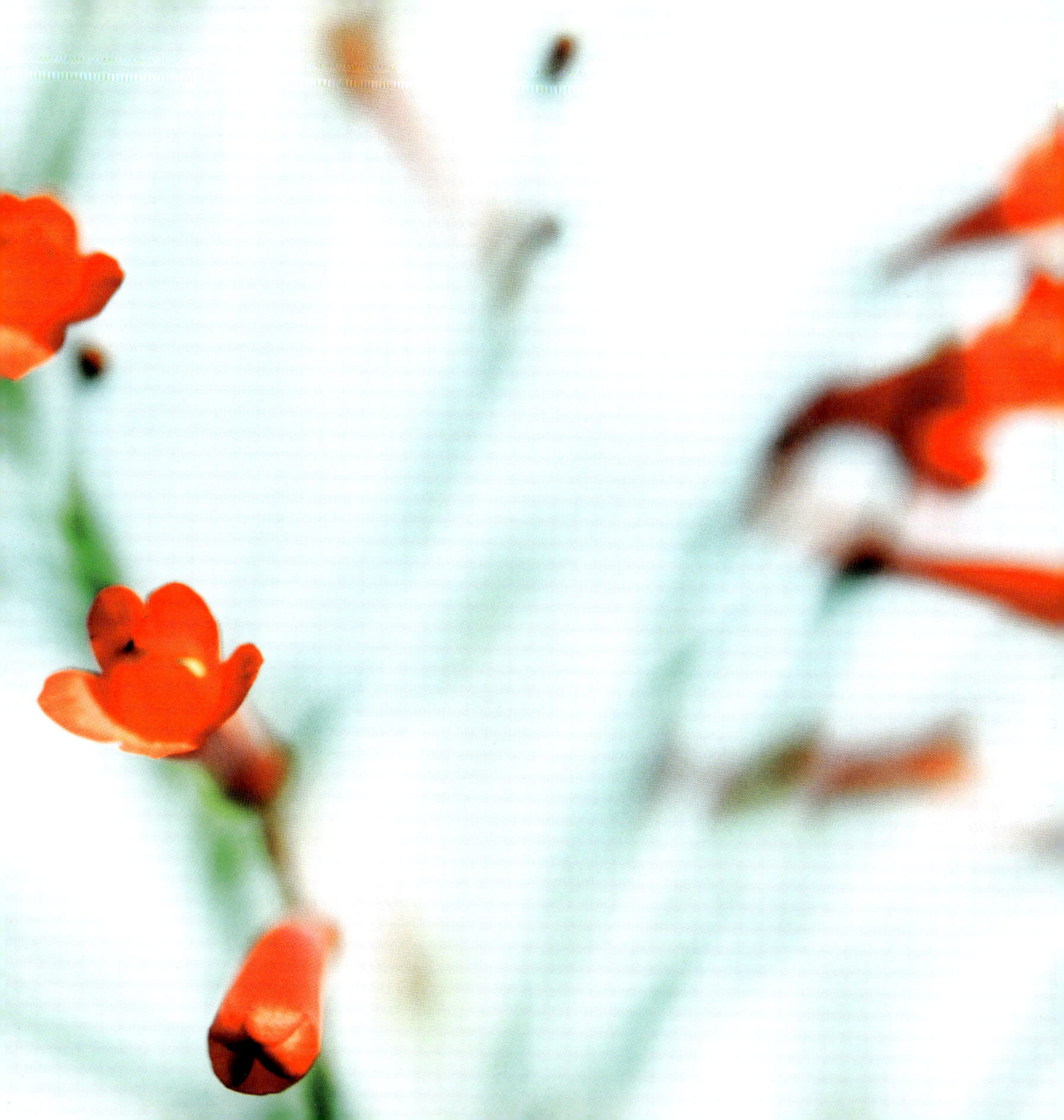

Geliebte Seele,
flieg zurück –
dorthin,
wo Du hergekommen bist –
flieg zurück ins Licht ...
in die Quelle der Liebe
und der ewigen Freude.

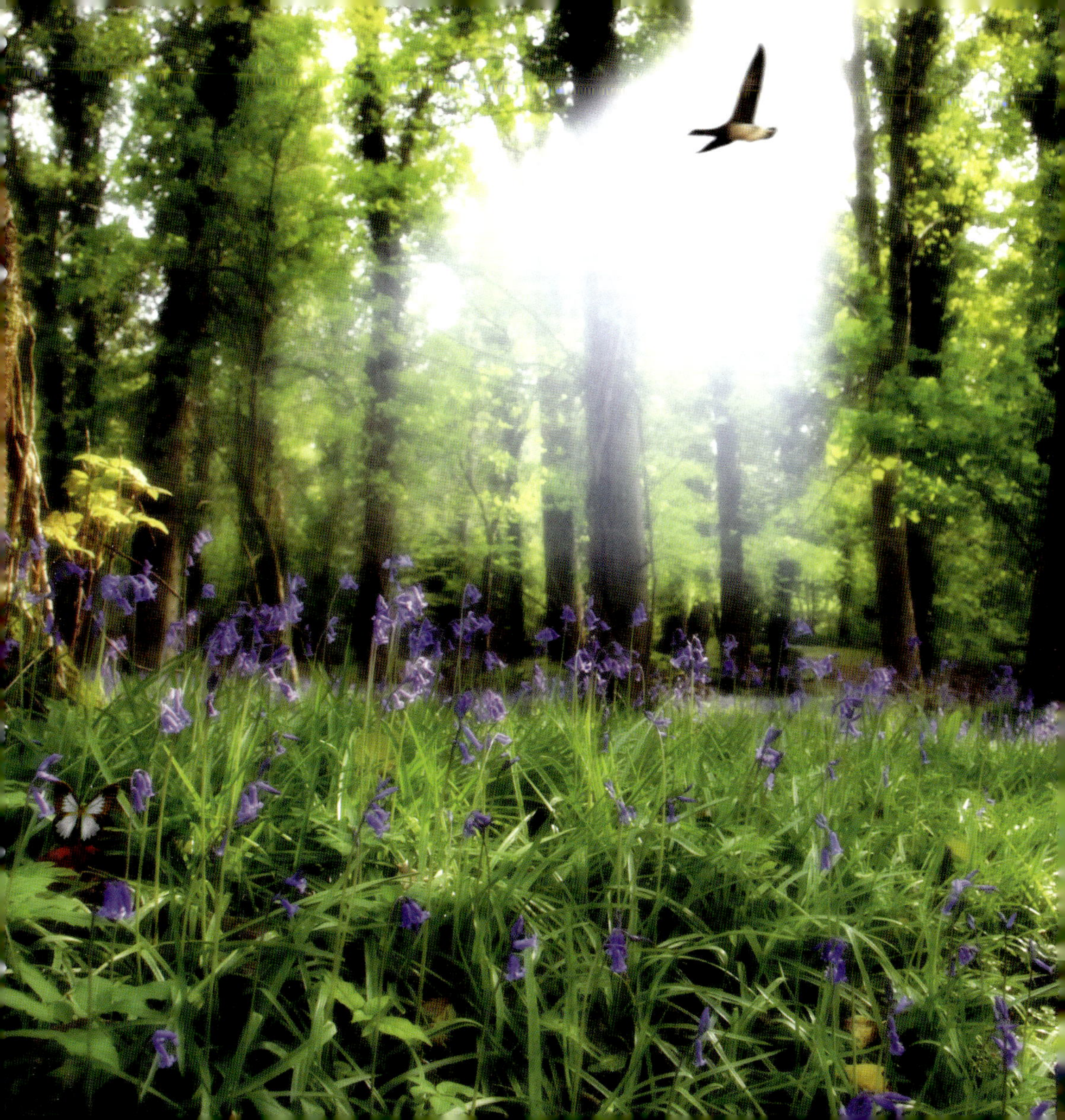

Es ist uns unbegreiflich,
denn das, was wir auf Erden liebgewonnen,
wurde uns – von einem Moment auf den nächsten –
wieder genommen.

So fällt es mir schwer zu begreifen,
warum Du gegangen bist.

Und sicher weiß ich erst dann um den wahren Sinn,
wenn ich einst selbst diesen Weg gegangen bin.

Was bleibt, ist zu danken für diese Zeit.
Ich werde sie in meinem Herzen bewahren:
die gemeinsamen Freuden,
das Verständnis und die Liebe …
All dies werde ich dankbar in meinem Innern bewahren –
jetzt und in alle Ewigkeit.

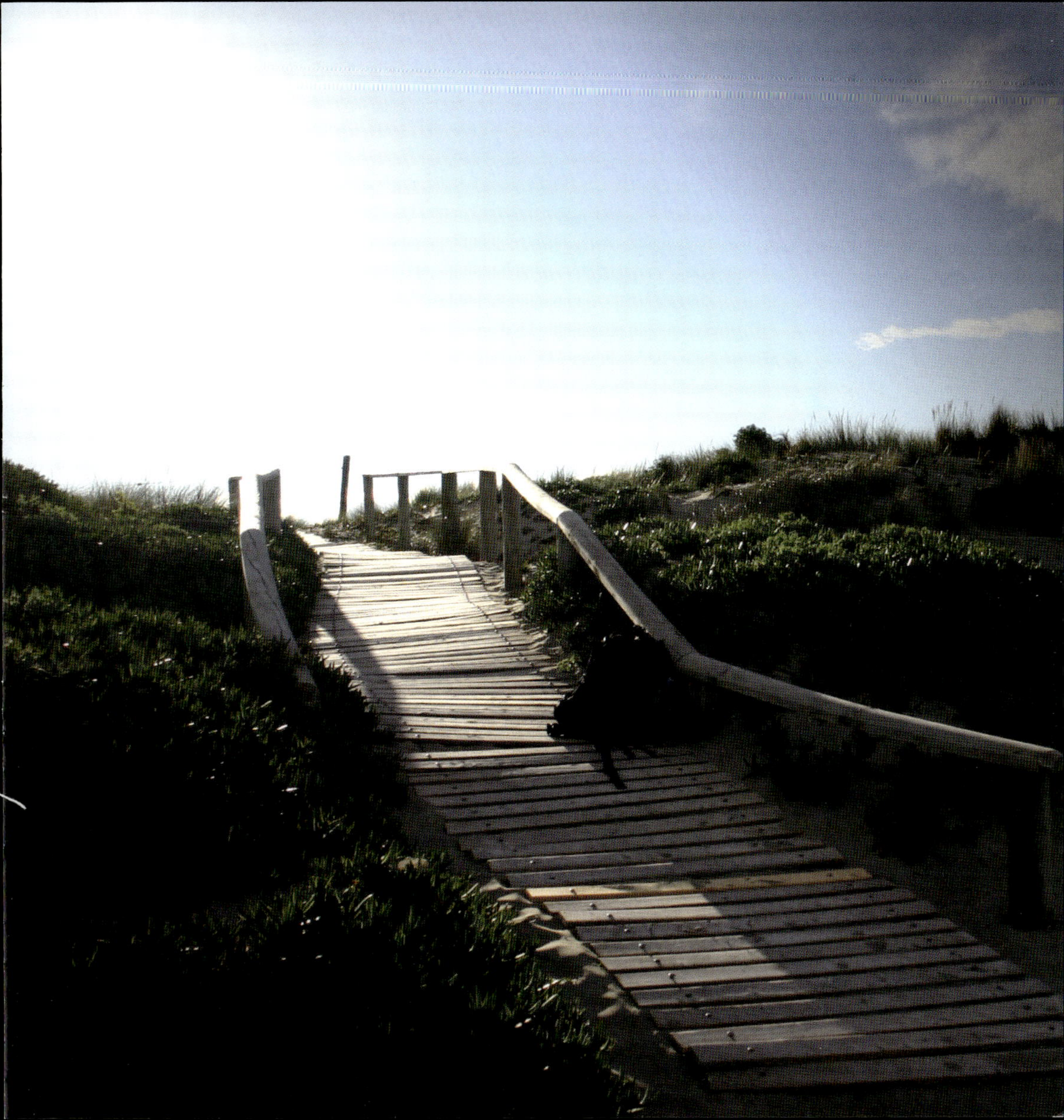

Es scheint, als hättest Du die Sonne
auf die Erde geholt,
um sie an manchen Tagen in unseren Herzen
scheinen zu lassen.
Du hast uns gezeigt, wie sie strahlen kann,
wie sie den Alltag bereichert,
wie sie das Herz erwärmt und die Seele erfreut,
– und dafür danken wir Dir.

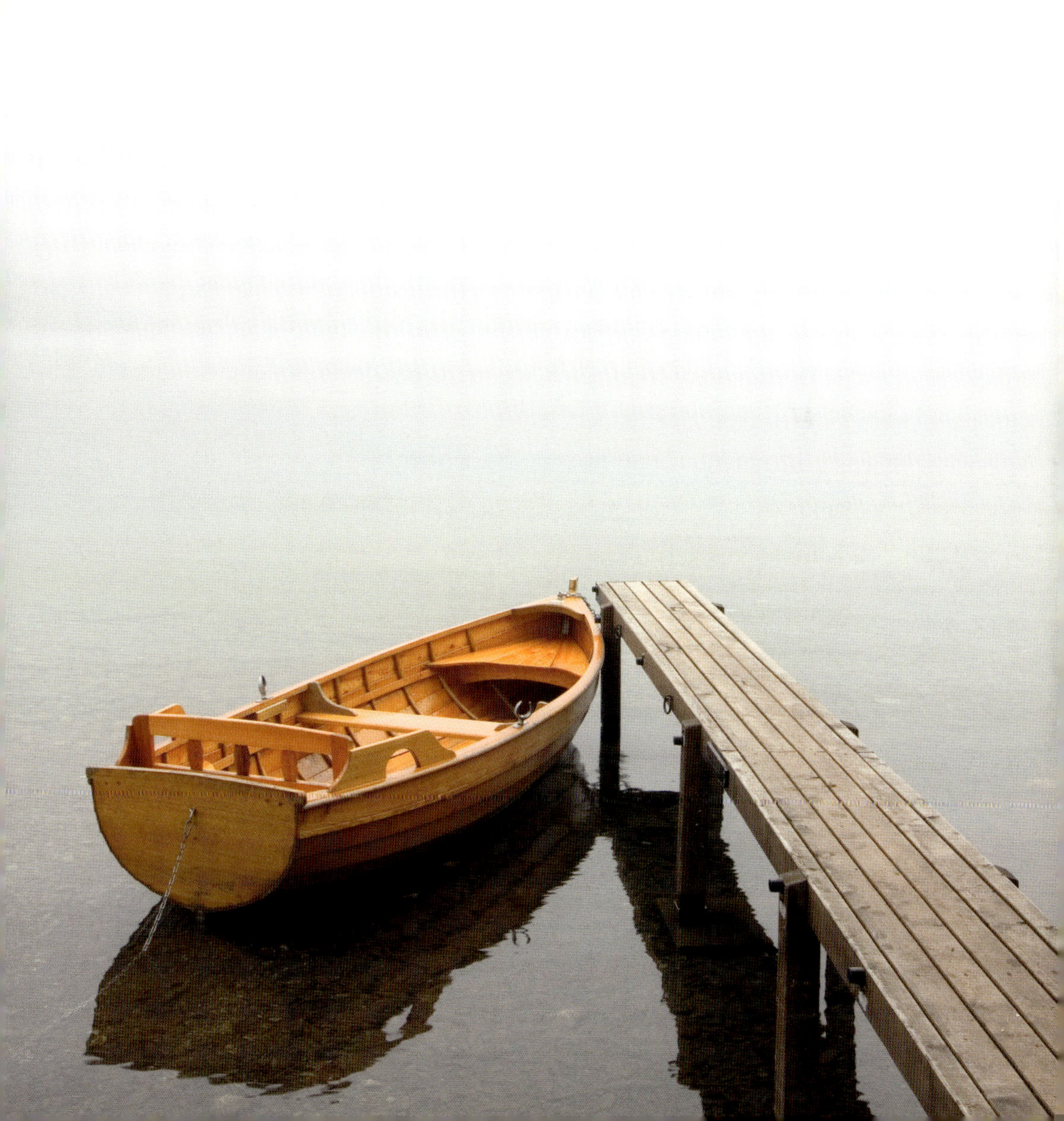

Einst kam jeder von uns aus derselben Quelle.
Und heute, nachdem Du zurückgegangen bist,
ist mir das Herz schwer.
Doch immer, wenn ich jetzt ein Kind lachen sehe,
spüre ich, dass diese Quelle der Kraft
und der Lebensfreude
– zu einem Teil – in jedem von uns weiterlebt.

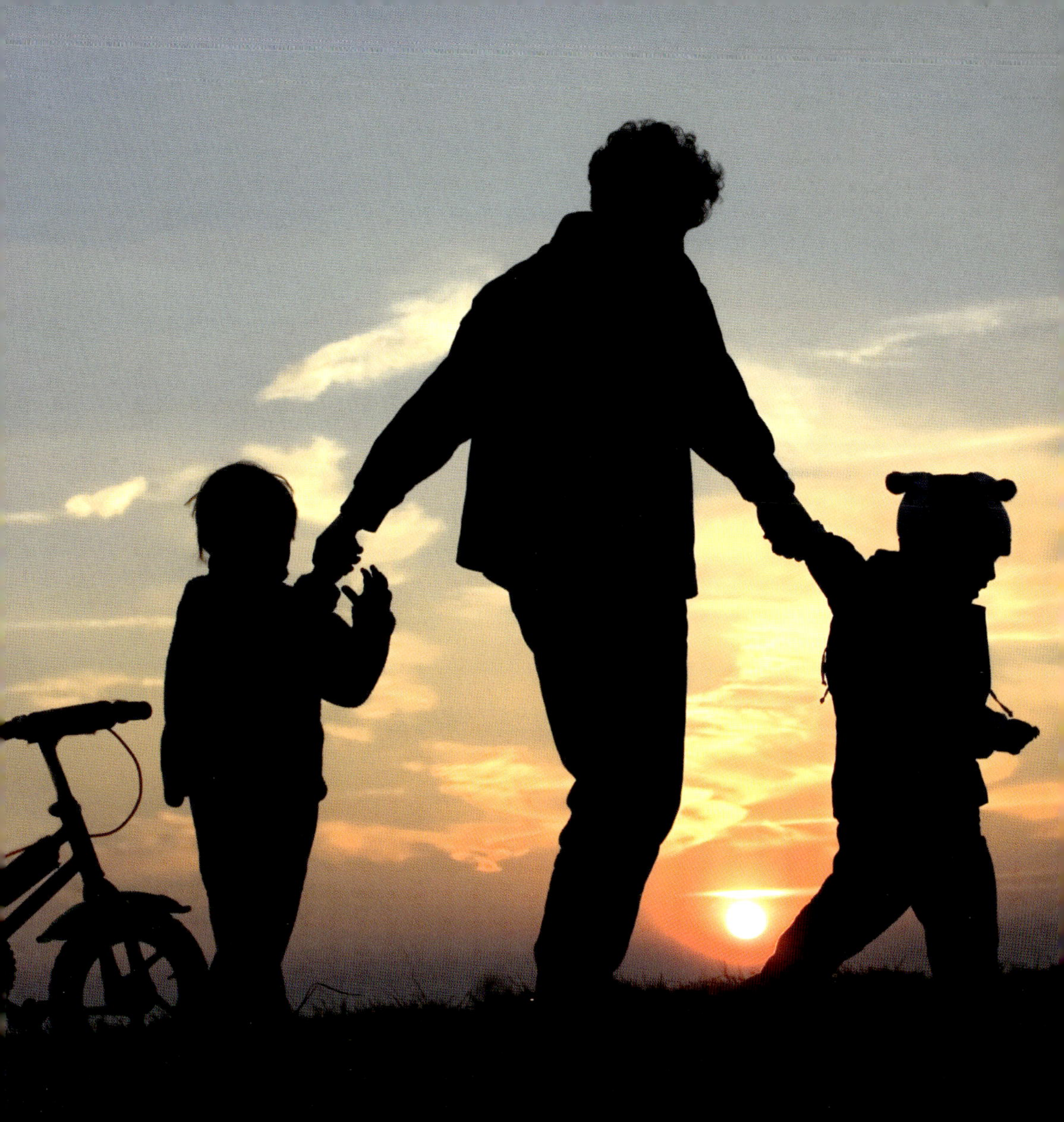

Wir fürchten den Besuch des Todes in der
kalten Winternacht,
der mit seinem Eintreten in unser Haus
immer den Geruch der Einsamkeit mit sich bringt.

Aber nachdem er gegangen ist, macht es keinen Sinn,
die Türen der Häuser für immer verschlossen
zu halten.

Wenn der Frühling kommt, die Sonne wieder an Kraft
gewinnt, ist es Zeit,
die Fenster und Türen zu öffnen,
sich der Schönheit der Natur, der strahlenden Kraft
des Lebens aufs Neue zuzuwenden.

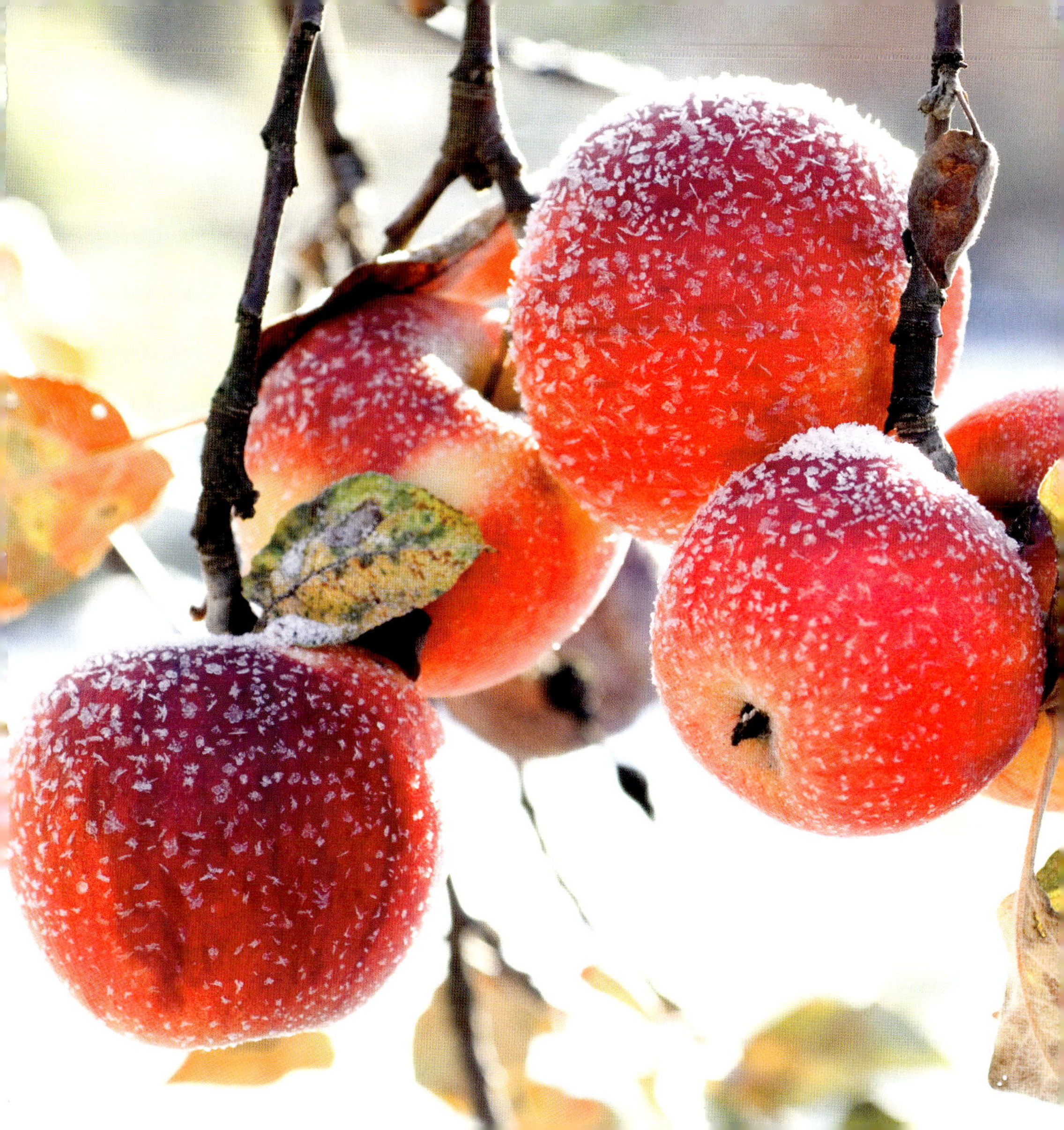

Alles hat seine Bedeutung im
„Rad des Lebens“:
Die Geburt mit der Kraft des Neubeginns,
das Heranwachsen als Zeit des Lernens
und Erfahrens,
das Älterwerden als Abschnitt der inneren Reife,
das Sterben als Moment des Loslassens
und des Abschieds von diesem irdischen Leben.

Und jeder dieser Lebensabschnitte braucht seine
Vorbereitung,
braucht seine Zeit
und Geduld,
um ihn abzuschließen.

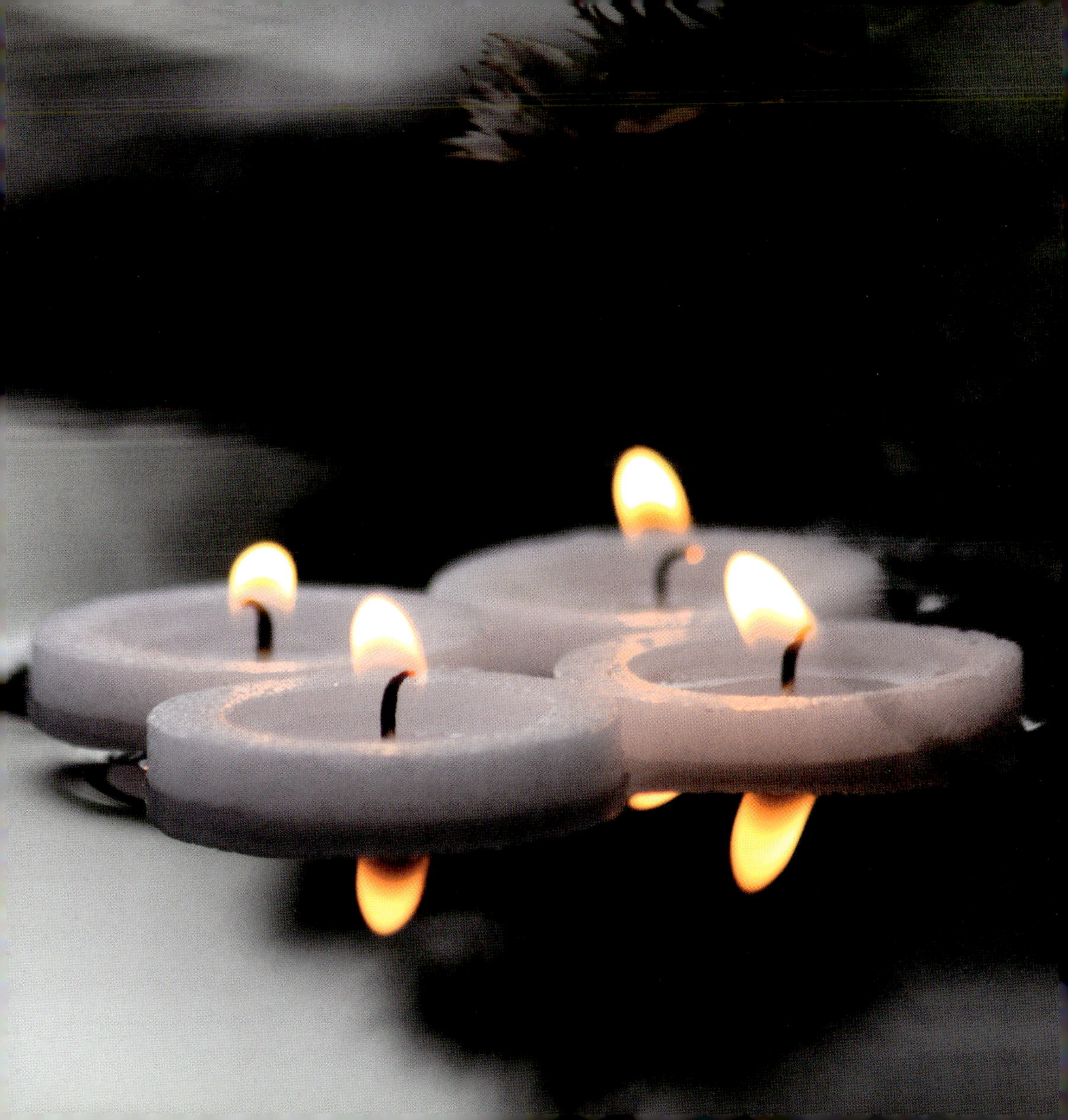

Vielen Menschen fällt es leichter,
die irdischen Wege hinter sich zu lassen,
nachdem sie zu Lebzeiten
ihren Weggefährten
und vor allem – sich selbst –
aus ganzem Herzen
vergeben haben.

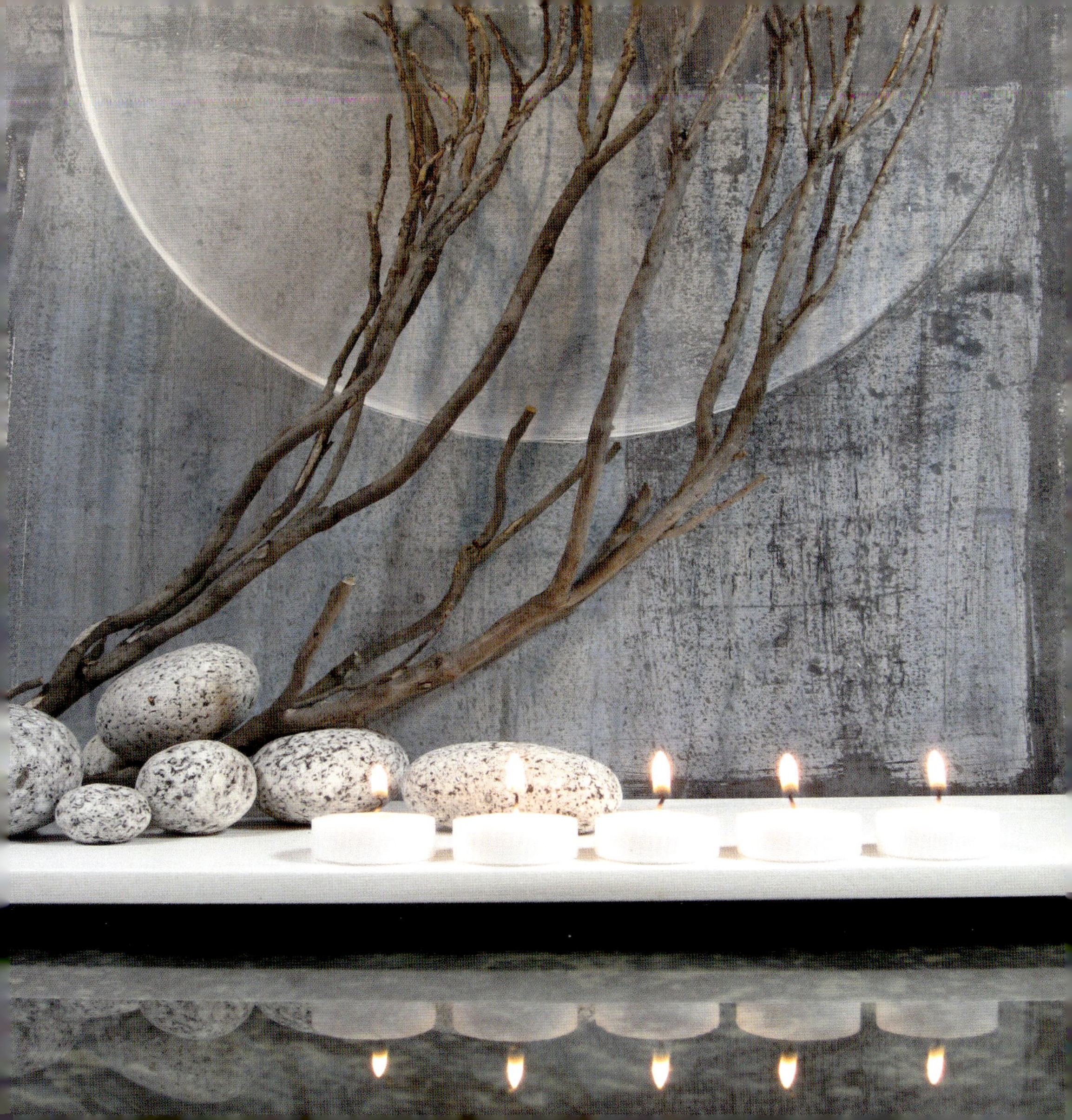

Wie ein Samenkorn betritt ein jeder
von uns diese Erde,
um zu reifen,
um in unserem Denken, Reden und Tun
Früchte zu tragen
und das Mysterium des Lebens –
jeder auf seine Art –
zu erleben …,
um am Ende diese Reise
in einer anderen Welt fortzusetzen.
In einer Welt des Friedens,
des Verstehens und der Liebe.

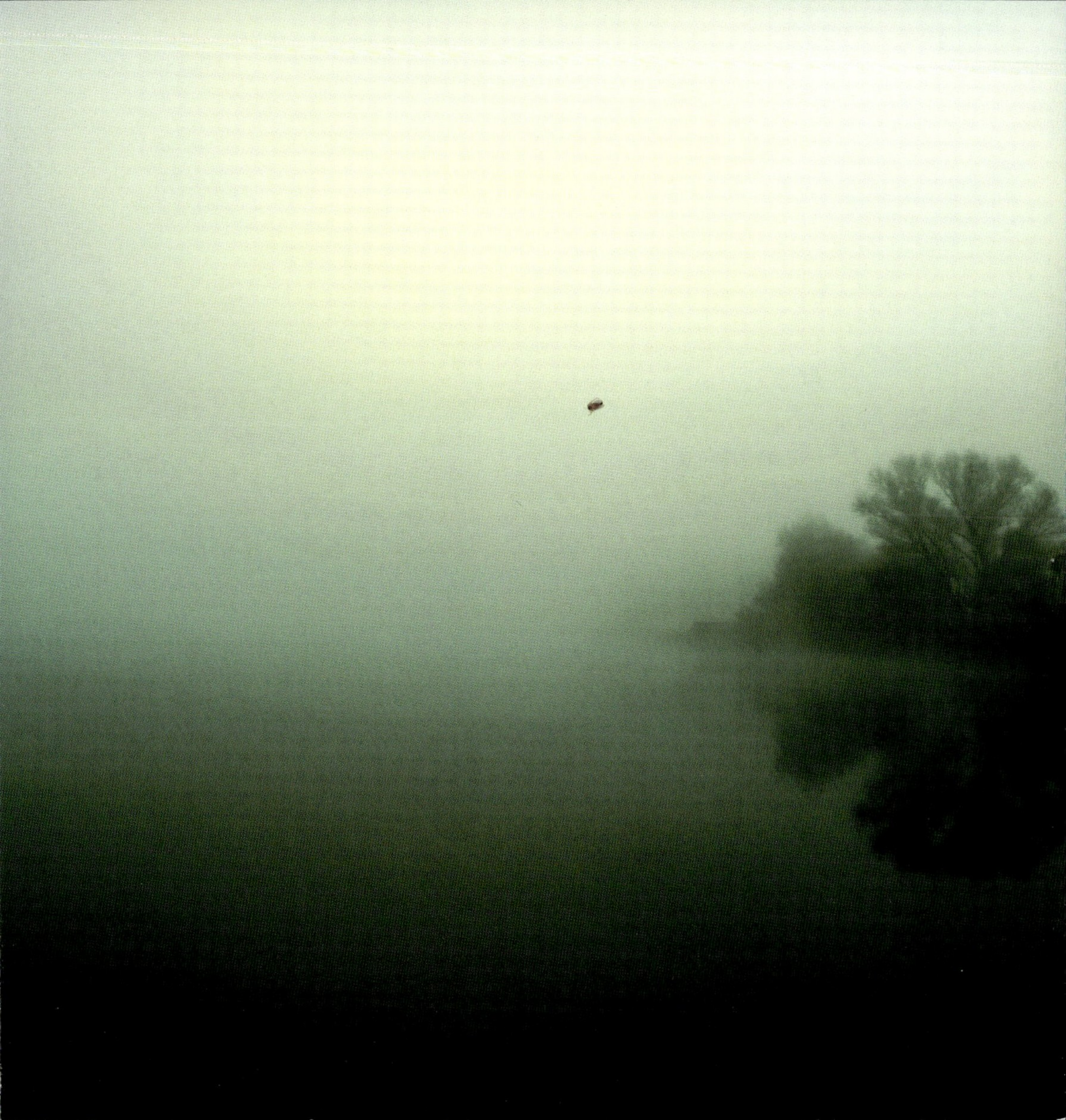

Die Hoffnung,
dass Du nach dem Tod
an einem Ort
jenseits aller Schmerzen,
jenseits aller Zweifel und Nöte bist …
Diese Hoffnung
schenkt mir,
immer wieder aufs Neue,
Kraft und Mut.

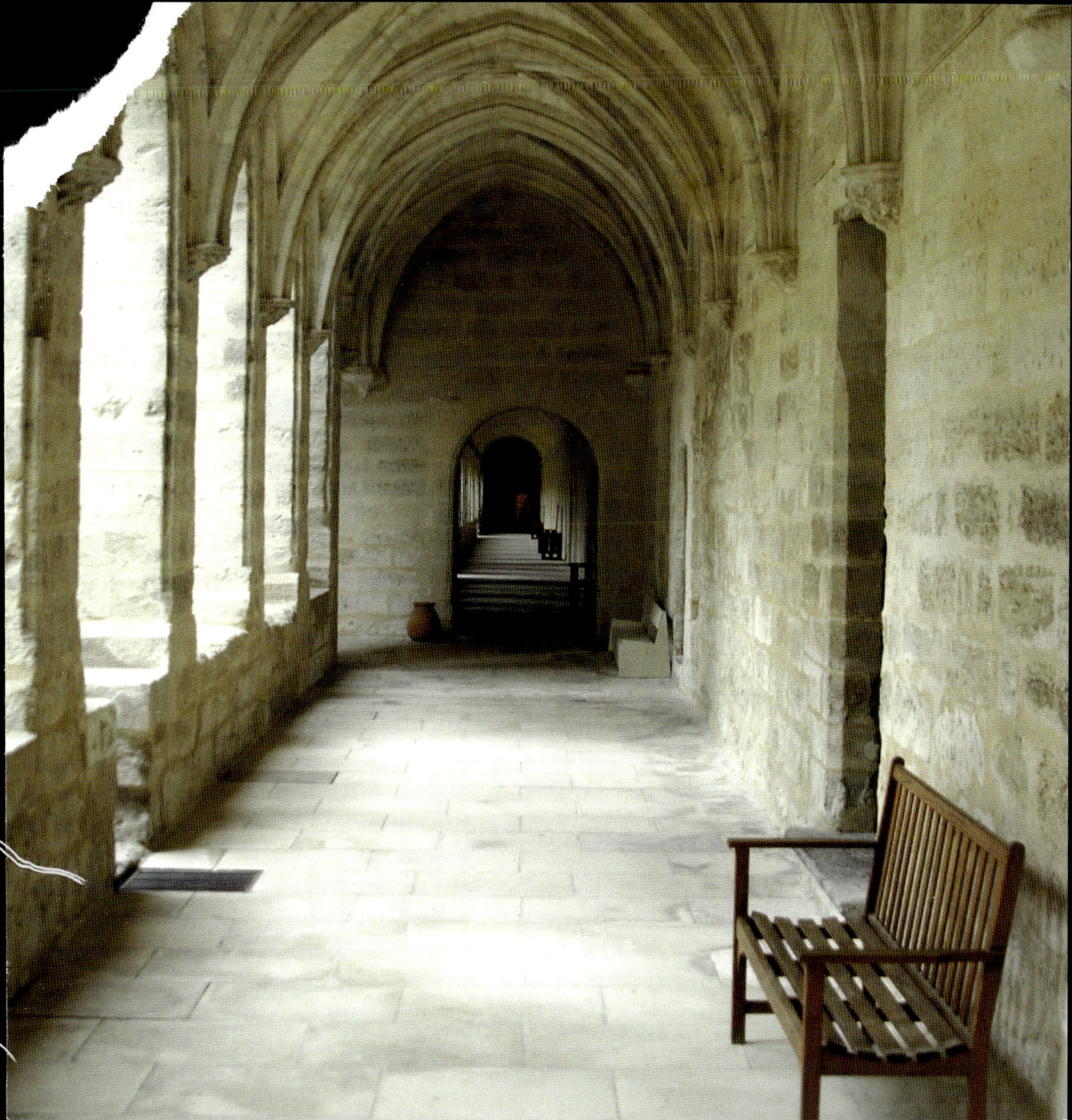

Mögen Engel Dich begleiten
auf Deinem Weg in den Himmel,
wo Du mit allem versorgt sein mögest,
was Du je brauchst
und dass Du glücklich bist –
jetzt und in allen ewigen Zeiten.

Wir nehmen Abschied von
einem Menschen,
der mit seiner Lebensfreude,
seiner Güte und seinen Eigenarten
unser aller Leben bereichert hat.
Wir nehmen Abschied von einem
liebenswerten Mensch.

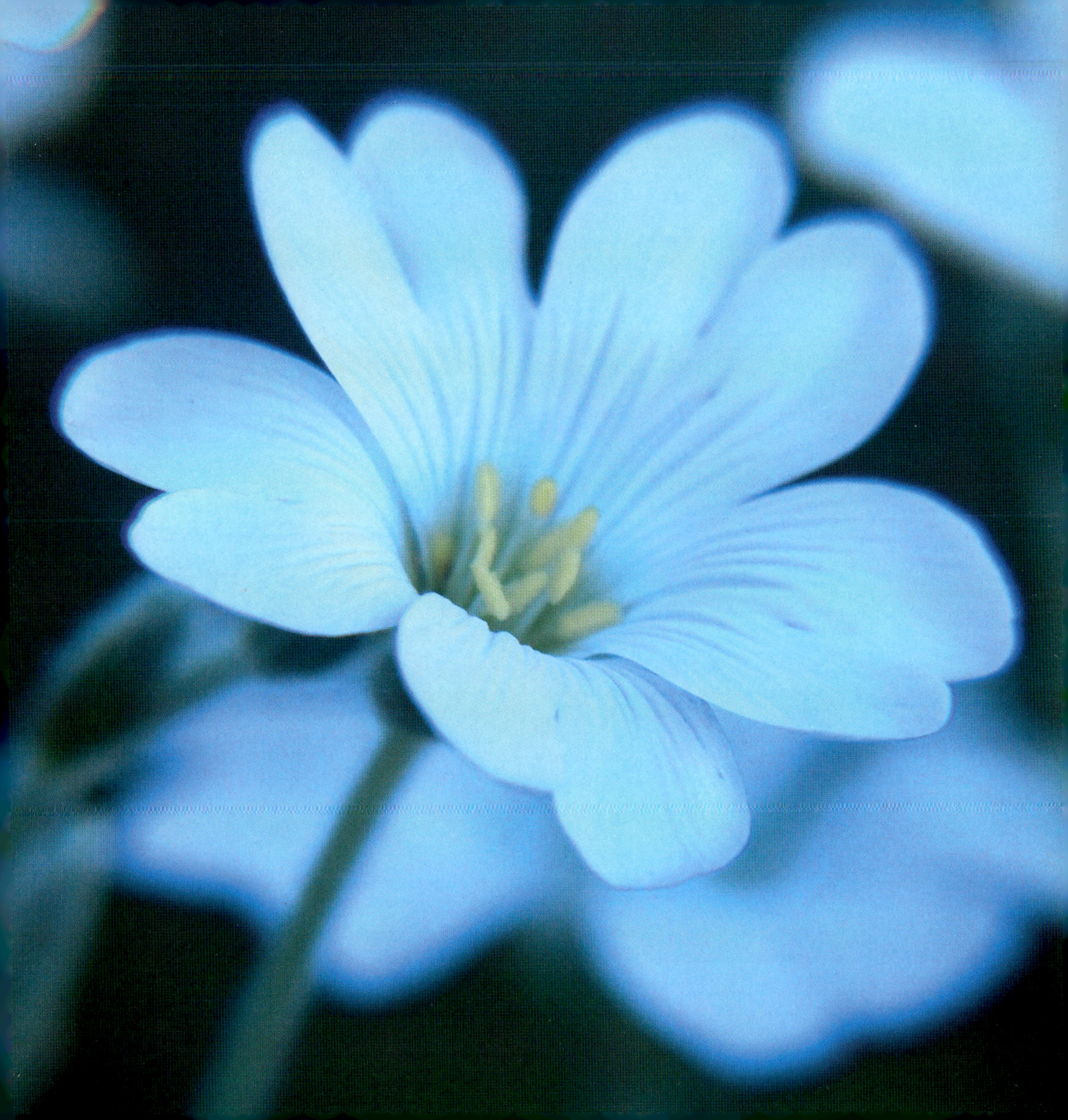

Text: Franz Hübner
Gestaltung: Christine Paxmann, München.

Gedruckt auf chlorfrei gebleichtem Papier.
Magdalenen-Verlag C. Kopp OHG, Holzkirchen 2008.

2. Auflage 2009

www.magdalenen-verlag.de

Bildnachweis
Titelbild: © shotshop.com, Bild 1: © Andrew Martin – fotolia.de,
Bild 2: © Friday – fotolia.de, Bild 3: © Tobias Machhaus – fotolia.de,
Bild 4: © Serghei Velusceac – fotolia.de, Bild 5: © shotshop.com,
Bild 6: © Peter Gegel – fotolia.de, Bild 7: © Sandra Cunningham – fotolia.de,
Bild 8-9: © shotshop.com, Bild 10: © Gordon Bussiek – fotolia.de,
Bild 11: © morrbyte – fotolia.de, Bild 12: © Andrin Regli – fotolia.de,
Bild 13-18: © shotshop.com, Bild 19: © Thomas Weitzel – fotolia.de,
Bild 20: © Emilia Stasiak – fotolia.de

ISBN 978-3-940801-22-7